介護のしごとが楽しくなるこころシリーズ 3

こん

救急対応 Q&A

介護職として
知っておきたい
救急対応を
Q&Aで紹介。
現場で使える
実践マニュアル

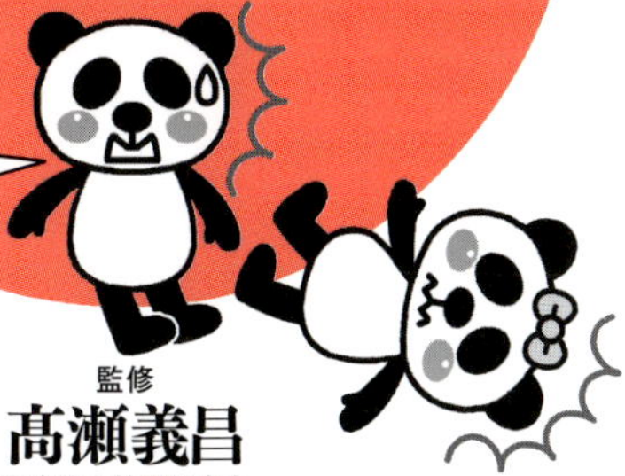

監修
高瀬義昌
医療法人社団至高会
たかせクリニック 理事長・医学博士
川崎千鶴子
社会福祉法人うらら
特別養護老人ホームみずべの苑 施設長

日本医療企画

はじめに

人は加齢に伴って、さまざまな病気になると同時に、運動機能も低下します。

高齢者や障害のある人々の生活支援を行う介護職員は、仕事中に利用者の急変や事故に出合ってしまう可能性が高いと言えます。

急変や事故にあった利用者は何が起きたのか理解できず、大きな孤独感と不安の中に取り残されています。

介護職員は、そのような状態にある利用者に寄り添う気持ちを忘れず、落ち着いて適切な対応をすることが必要です。

この書籍を利用し、あらかじめ学習しておくことで、適切な対応ができるようにしておきましょう。

目　次

第1章

急変時の対応

急変とは、生命を脅かす急激な変化

一番近くにいる介護職員の適切な対処により、利用者の生命を守れる。

急変とは、大きなケガや生命を脅かすような、急激な身体の変化です。加齢に伴い、急変が発生する頻度《ひんど》が高くなるだけでなく、その重症度もより高くなります。利用者の一番近くにいる介護職員が早期に異常を発見し、適切に対処することが利用者の生命を守るうえで大切です。

起こりやすいケガ

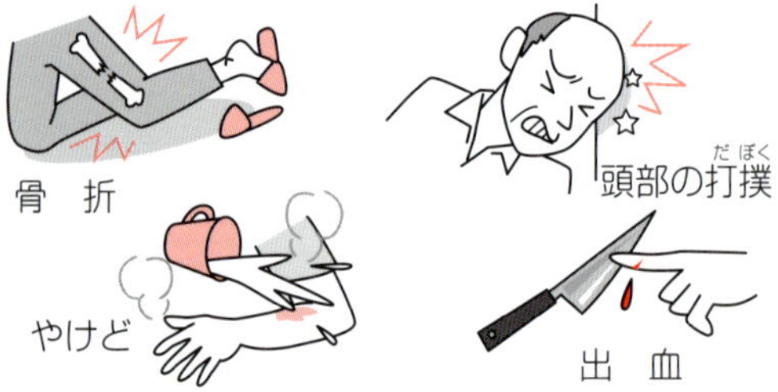

主な生命を脅かす身体的異常

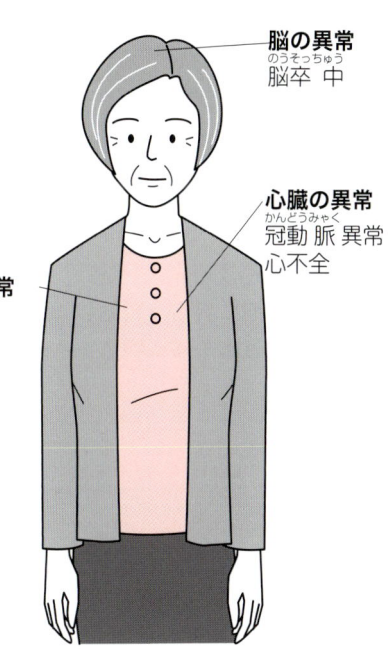

介護職員がとる行動

あわてず、職業意識をもった対応を

介護職員として、利用者の思いに寄り添うことを忘れてはならない。

急変時には本人・家族はもちろん、それを発見した介護職員も生命の危機に直面し激しく動揺します。介護職員は、職業意識をもって対応しなければなりません。

急変時に対応する準備

急変時に適切な対応を行うためには、急変時に備えて事前に連絡網を用意するなど、「緊急時対応マニュアル」(p109参照、以下同)を作成し、関係者で共有しておく必要があります。また、起きそうなことを知っておきましょう。

急変処置

急変場面に居合わせた介護職員として、行わなければならないことや対処法を適切に実施できるよう、十分に理解し、練習しておくことが必要です。

利用者の思いに寄り添う

利用者の思いに寄り添うことを忘れてはなりません。周りに多くの人が集まり、騒然とした状況になる場合もあります。そのような状況のなかで、利用者は苦しさや痛みに耐えているだけでなく、大きな不安のなかにいます。

利用者のケガなどに周りの人々の関心が集中し、利用者の思いをくみ取ろうとする人はいないかもしれません。介護職は常に利用者のそばで声をかけ、利用者を支える存在となるよう努力します。

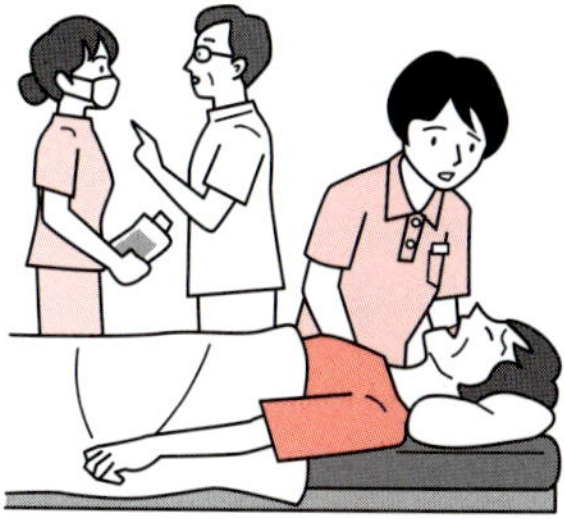

誰もが行う心肺蘇生《しんぱいそせい》法

心臓が止まったら生きていけない。どのような状況でもまず心肺蘇生の実施を。

一次救命処置は心臓が停止している人の心臓マッサージと人工呼吸、およびAED（自動体外式除細動器）を使用した心肺蘇生のことで、誰でも行うことができる処置です。心臓や呼吸が止まったら、生きていくことはできません。ほかにどのような状況があっても、まず救命処置をスタートします。

倒れている人を発見したときの対応

①肩をたたき大声で呼びかけ、反応がなければ他の人を呼び119番通報とAEDの準備を依頼する

- AEDがないときは、胸骨圧迫を開始する

②呼吸をしていないと判断したときは、利用

者を仰臥位《ぎょうがい》にし直ちに胸骨圧迫を開始する

胸骨《きょうこつ》圧迫

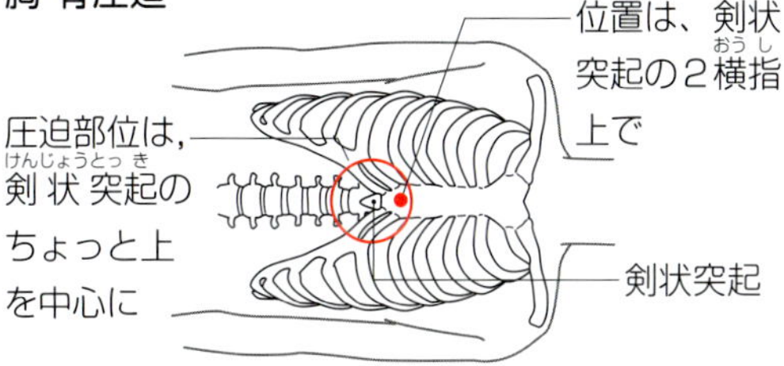

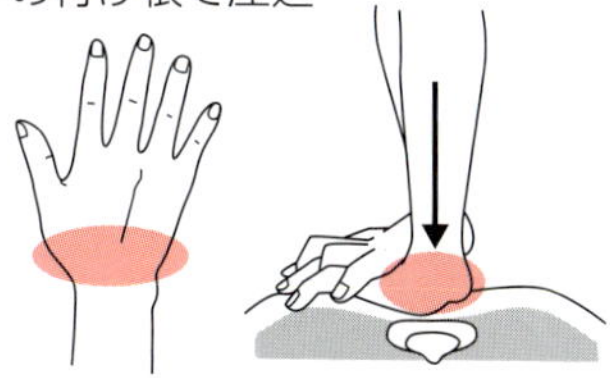

- 両手を重ねて胸の上に置き、肘《ひじ》を伸ばして手の付け根に体重を置く
- 少なくとも毎分100回のスピードで行う
- 成人では胸骨が5cm下がる強さで行う
- 中断することなく、絶え間なく行う

③胸骨圧迫と人工呼吸を行う人数が確保できる場合は、
胸骨圧迫：人工呼吸＝30回：2回の割合で人工呼吸を開始する

- AEDがない場合は、救急隊に引き継ぐまで続ける

人工呼吸（マウスto マウス法）を行う場合

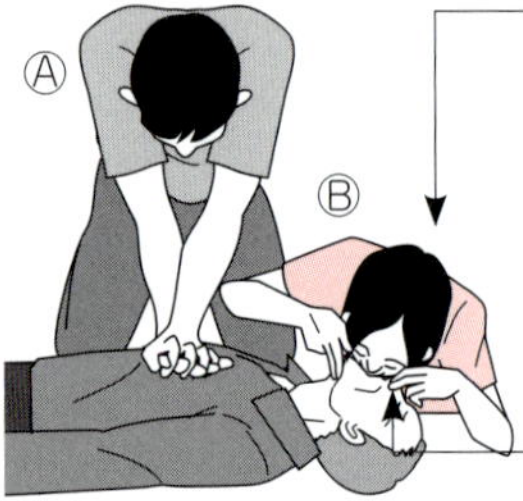
口を大きく開け、息がもれないように相手の口を覆い、約1秒かけて、胸が軽く上がるくらいの息を吹き込む
鼻をつまむ

- 人工呼吸ができない状況の場合は、胸骨圧迫を継続する
- Ⓐが胸骨圧迫を30回行ったら手を止め、Ⓑが2回息を吹き込む、を1セットとして、くり返す

④AEDの使用に際しては、使用法が音声メッセージで流れるため、メッセージに従って実施する
⑤AEDが到着したら、ケースのふたを開け、電源を入れる(ふたを開けることによって電源が入るものもある)
⑥電極パッドを貼る部位に、湿布薬《しっぷやく》やペースメーカーなどがないことを確認する
⑦胸を出し、電極パッドを胸に貼る

AEDの装着法

胸を出して、素肌に貼る

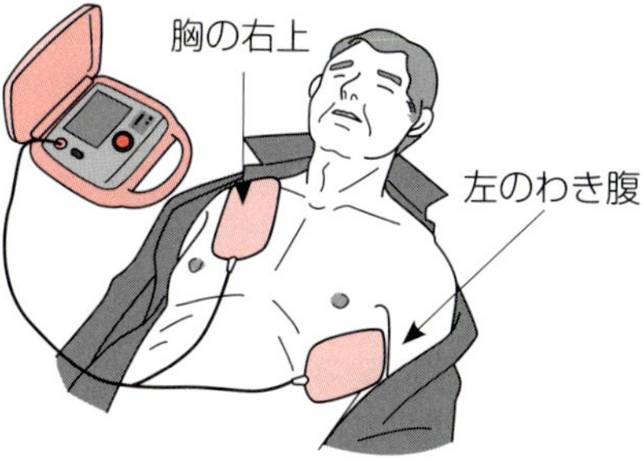

⑧電気ショックのボタンを押す

- 倒れた人に、自分も含め誰も触れていないことを確認してから行う
- 心臓が動いている場合は、「電気ショックは必要ありません」と音声メッセージが流れる。この場合はAEDを使用せず、胸骨圧迫を再開する

⑨AEDによる電気ショックと、胸骨圧迫を交互にくり返して、救急隊に引き継ぐまで行う

- 呼吸が回復したり、意識が戻ったことが確認できたら終了する

気道に何かを詰まらせたら

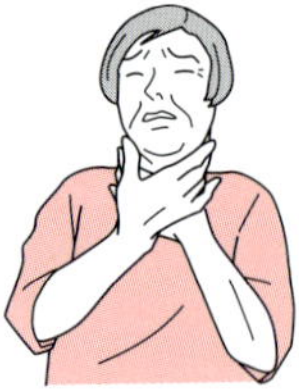

気道に何かが詰まると、図のような独特の行動がみられます。このようなときは、以下の方法で異物を除去します。

●腹部突き上げ法

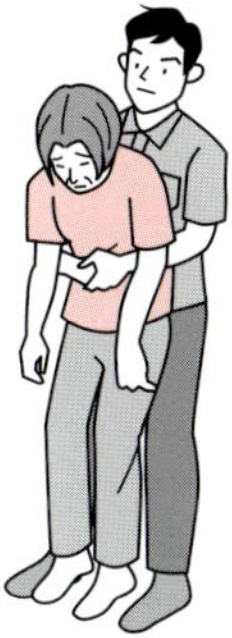

後ろから利用者を抱え、利用者のみぞおち部分に手を組んで当て、下から突き上げるように利用者を持ち上げます。

※妊婦や乳児には行えません。

●背部叩打法《こうだほう》

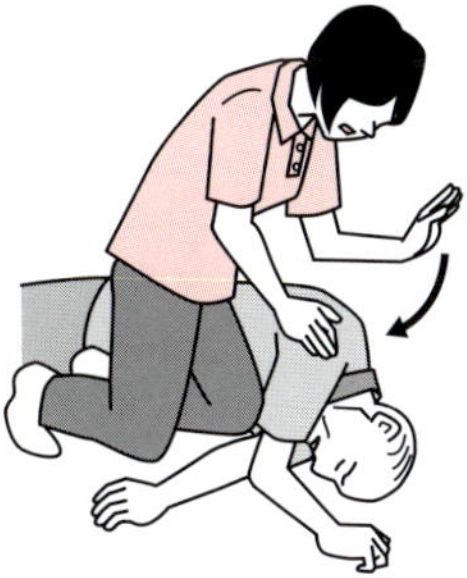

利用者の背部を強くたたく方法です。

●上記の方法を行っても異物が除去できず、意識がなくなったら、胸骨圧迫を行います。

救急車を呼ぶ急変とそれ以外の急変

急変にはさまざまな症状があり、救急車を呼ばなければならない症状とそれ以外がある。

急変といっても、緊急度はその状況によってさまざまです。救急車を呼ばなければならない状態を把握しておきましょう。

救急車を呼ぶのはこんなとき

以下の項目のように、生命の危機に瀕《ひん》していると判断した場合は、まず救急車（119番）を呼びます。

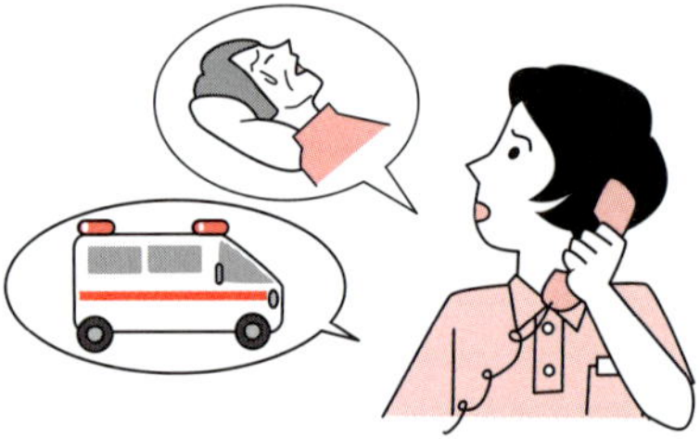

救急車を呼ぶとき

- 心臓が止まっている、または異常な拍動をしているとき
- 呼吸が止まっている、または異常な呼吸をしているとき
- 意識がない、または朦朧《もうろう》としているとき
- ろれつが回らなかったり、半身にしびれ感があるとき
- ショック状態となっているとき（p21コラム参照）
- のどに何かを詰まらせ息苦しさを訴えるとき
- 転倒をして痛みを訴えたり、頭をぶつけた可能性があるとき
- 強い痛みや苦しみを訴えるとき
- 出血していて止まらないとき
- 広範囲のやけどをしたとき

救急車を呼ぶべきか迷ったときは、救急相談センター（#7119番）も利用できます。

救急車を呼ぶほどではないとき

救急車を呼ぶほどではないが利用者が苦しがっているような場合、また生命を直接的に脅かすことはないが早急な対応が必要な下記のような場合は、「緊急時対応マニュアル」などに従った対応や連絡などを行います。

救急車を呼ぶほどではない状態

介護職員は原則として、事業所の作成した「緊急時対応マニュアル」などに従って、連絡・対応を行います。そして、症状を観察し、その内容を速やかに医療機関に報告し、指示を待ちます。

- 熱があるとき
- 嘔気《おうき》・嘔吐《おうと》を訴えるとき
- 食欲がなく、飲食できないとき
- 血圧が高くなっているとき
- 下痢《げり》がみられたとき
- 便秘があり、苦しいと言っているとき

- 息苦しいとの訴えがあったとき
- 吐血、下血があり現在は止まっているとき

ショック

　ショック状態は、強い痛みや、出血、アレルギー症状（アナフィラキシー）、やけどなど、何らかの大きな異常が生じたときに発生します。

　ショック状態になると、冷や汗が出て、血圧が低下し、荒い呼吸となり、放置すると、血圧の低下によってさまざまな臓器が障害され、死に至ることもあります。

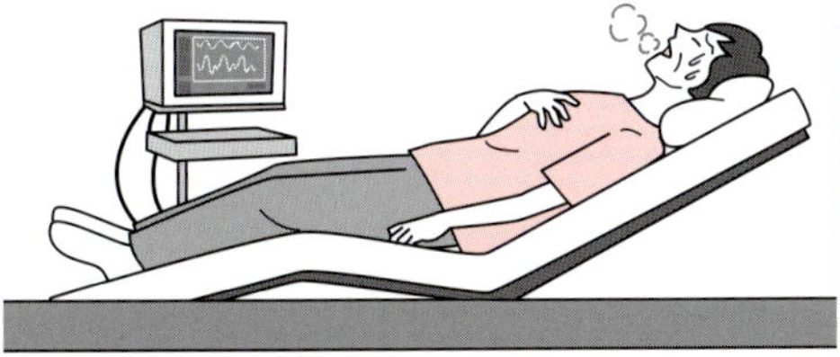

連絡のしかた

必要な情報だけを適切に伝える

連絡先の違いによって、必要とされる情報は異なるため、理解しておく必要がある。

急変時の連絡は、短時間の中で必要な情報を伝えなければなりません。以下は救急車を呼んだときに実際に救急隊から受ける質問です。

連絡時の要点を把握しておきましょう。発信地が特定できるのでなるべく固定電話または公衆電話を使用します。

救急車を呼んだときの実際

救急(119番)へ電話をかけると、以下の順番で質問されます。

①「火事ですか、救急車ですか？」

↓

「救急です」

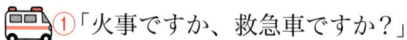

②「住所はどこですか？」

現在地の住所を知らせる。住所がわからないときは、市町村名を知らせた後、目印（学校・公民館・信号機・橋・ビル・店舗など）を伝え、そこからの経路を知らせる。

③「どうしましたか？」

利用者の年齢と現在の状況、いつからなのか、その間変化があったかなかったか、どのように変化したかを知らせる。

④「あなたのお名前と電話番号をお知らせください」

介護職員だという情報とともに、名前と利用者の自宅の電話番号または、自分が持っている携帯電話の番号を知らせる。

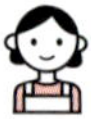

⑤救急車が到着するまでの間に行える処置を聞く。

救急車到着までに行うこと

①救急隊に指示された応急処置を行う

②救急隊に手渡す物を準備する

- 保険証
- 通っている病院の診察券
- お薬手帳(あれば、薬の実物)
- 主治医の連絡先(指示書があれば渡す)
- 家族の連絡先
- くつ

③事務所に連絡する

到着した救急隊に知らせること

①発見時の状況

②利用者の現病歴と病状の経過

③行った応急手当の内容

④救急車を呼んでから到着までの間の容態の

変化

その他、急変時の連絡の際に注意すること

緊急時の報告では、次の点を適切にわかりやすく伝えることが必要です。

●実施者

訪問介護の場合も施設介護の場合も、急変したときの担当者の所属と氏名、肩書をハッキリと知らせます。

●いつ

急変を発見した日時や、事故などによって急変した場合は、その事故の起こった時間を知らせます。

●どこで

自宅や施設内なのか、公園なのか、送迎の途中なのかなど、具体的な場所を知らせます。

●誰が

利用者の性別、年齢を知らせます。事業所な

ど利用者の情報を知っているところへはこの情報だけで大丈夫ですが、救急車を呼ぶときなどは、利用者の病気や飲んでいる薬の情報を提供できないと、搬送《はんそう》先の病院で適切な治療ができないことがあります。

●何をどのようにしたのか

訪問したらすでに急変していたときには、この情報は必要ありませんが、何らかの介護や処置を行った結果、急変が発生した場合は、その内容を具体的に報告します。

●どうなったか

現在の状況を詳しく説明します。まずは呼吸をしているのか、意識状態、血圧などが重要な情報です。その後に、痛みの場合は「シクシク」痛むのか、「ズキンズキン」と痛むのか、声も出せないほど痛がっているのかなどの情報が必要になります。また、下痢《げり》があるような場合は、どのような便が1日何回ほどあるのか、いつから続いているかを知らせます。

第2章

症状別の具体的な対応

暑い日に38℃の発熱があり、ぐったりしています

まず行うこと

発熱は感染症や、どこかに熱が出るような炎症がある場合に起こります。また、熱中症にも注意しなければなりません。原因は何であれ、発熱という症状に対しての対応も必要です。

以下の項目をまず実施するようにします。

①発熱以外の症状を確認する

せき、鼻水、息苦しさ、下痢《げり》などのほか、痛みや腫れているところの有無、吐き気の有無を確認し、血圧を測定する必要もあります。

意識状態が低下しているときは、救急車を呼ぶ必要があります。

②発熱への対応を行う

- 室温など、環境を整備する

- 水分摂取を勧める
- わきの下や足のつけ根を冷やす

救急対応のマニュアルに従い、事業所や医療者に連絡する

- 得られた情報、利用者の様子を伝える
- 実施した処置内容を伝える
- どのように対応したらよいか、指示を具体的に聞く

発熱への対応時に必要な物品

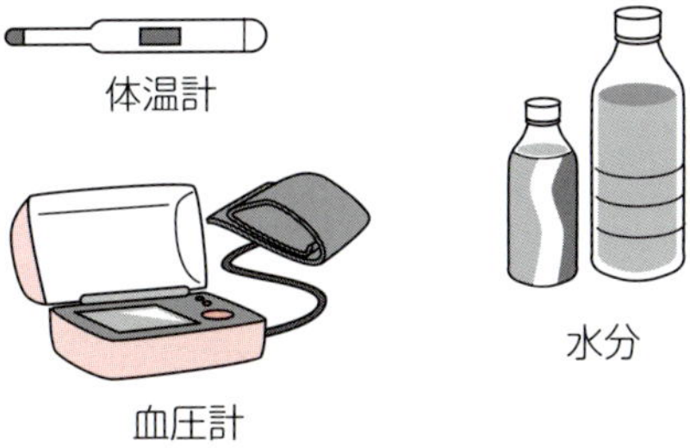

熱中症《ねっちゅうしょう》

熱中症とは

熱中症は、高温多湿の条件で体温調節ができなくなることで発症します。通常、そのような環境のもとでも人は汗をかくことで体温を調節しますが、湿度があまりに高く汗が出にくかったり、自律神経のバランスが崩れていたり、体内で高い熱がつくられる場合に熱中症になります。

熱中症を引き起こす条件

環境	からだ
・気温が高い ・湿度が高い ・風が弱い ・日差しが強い	・激しい労働や運動によって体内に著しい熱が産生される ・暑い環境に体が十分に対応できていない
↓	↓

熱中症を引き起こす可能性あり

環境省「熱中症環境保健マニュアル」2011.5改訂版より

熱中症時の対応

①涼しい環境への避難

日向にいるときは風通しのよい日陰へ、室内のときは可能ならクーラーをつけます。

②衣服を脱がせうちわや扇風機で風を送る

③可能なら、からだを冷やす

氷嚢《ひょうのう》がある場合は氷嚢で、ない場合はぬらして氷を包んだタオルをビニール袋に入れ、それを使います。

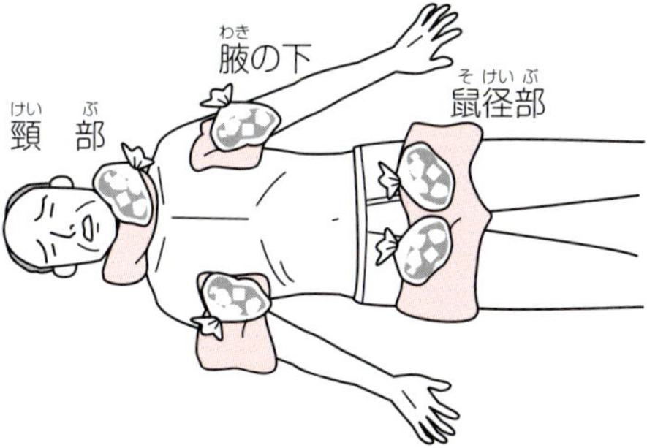

血圧が高いときの対応

血圧が通常よりだいぶ上がっていました

まず行うこと

①症状を確認する

急激に血圧が上昇すると、身体のさまざまな血管に大きな圧力がかかることになるため、血管が破れる脳出血などの発症の原因になります。頭痛、吐き気、めまいなどの症状が出ることがありますので、確認します。

②高血圧への対応を行う

少しでも血圧が落ち着くように、安静にしてもらいます。

③安静後、再度測定する

5～10分の間、刺激のない安静状態を保ってもらい再度測定します。入浴や食事、散歩などの運動の後だけでなく、スポーツ観戦など興奮するようなテレビ番組でも血圧は高くなります。

救急対応のマニュアルに従い、事業所や医療者に連絡する

- 得られた情報、利用者の様子を伝える
- 実施した処置内容を伝える
- どのように対応したらよいのかの指示を具体的に聞く

成人における高血圧の分類

分類	収縮期血圧		拡張期血圧
至適血圧	＜ 120	かつ	＜ 80
正常血圧	＜ 130	かつ	＜ 85
正常高値血圧	130～139	または	85～89
Ⅰ度高血圧	140～159	または	90～99
Ⅱ度高血圧	160～179	または	100～109
Ⅲ度高血圧	≧180	または	≧110
(孤立性)収縮期高血圧	≧140	かつ	＜ 90

注)　　の部分が一般的にいわれる高血圧
日本高血圧学会「高血圧ガイドライン2009」より

全身に力が入らなくなった人への対応

手足に力が入らず、歩くことができません

まず行うこと

高齢者が動けなくなる原因として、脳神経の病気や、脊椎《せきつい》神経の病気、脱水などがあります。また食事の摂取量が少なく体力がなくなって動けなくなることもありますが、この場合には緊急対応の必要はありません。

①症状を把握する

- 発熱の有無
- 下痢《げり》の有無
- 関節や筋肉の痛みの有無
- その他、脳神経の病気の症状の有無

②必要時、協力者を探す

立ち上がった後、どうしても足が出せなくなったり、外出先でしゃがみ込んで動けなくな

るようなこともあります。自分１人で対処しようとせず、協力してくれる人を確保することで安全を確保できます。家の中で他に人手がない場合は、無理に動かしてはいけません。

③今までの生活状況を確認する

- 食事の摂取量、食事内容

④事務所などへの連絡

救急車を呼ぶほどではないと判断した場合は、「緊急時対応マニュアル」などに従って連絡を行います（p20、p25参照）。

脳神経の病気の症状

- 頭痛
- 手足が思うように動かない
- 言葉が出ない
- ものが二重に見える
- めまいがある

これらの症状がみられる場合は、救急車を呼びます。

ろれつが回らなくなったときの対応

いつもと違い、ボーッとしていて反応がにぶく、ろれつも回りません

まず行うこと

急にろれつが回らなくなるような症状は、脳神経の病気の初期症状の可能性が高いため、今後の対応を早急に確認する必要があります。「緊急時対応マニュアル」に従って、早急に事業所や医療職などに連絡するようにします（p20、p25参照）。

①症状を把握する

- ろれつが回らないだけでなく、しびれや動かしにくい所がないかどうかを把握する
- 力が入らなくなったところがないかどうかを把握する
- 頭痛やめまいなどの症状の有無を確認する
- 血圧を測定する

②答えられる形にして質問する

利用者に何か質問がある場合は、「横になりますか？」など、首を縦に振ったり横に振ることで返事ができる質問方法にします。

③利用者を支える

急に思うように話せなくなると、強い不安を覚えます。介護職員はゆっくりとした声かけをしながら利用者のかたわらに寄り添いましょう。

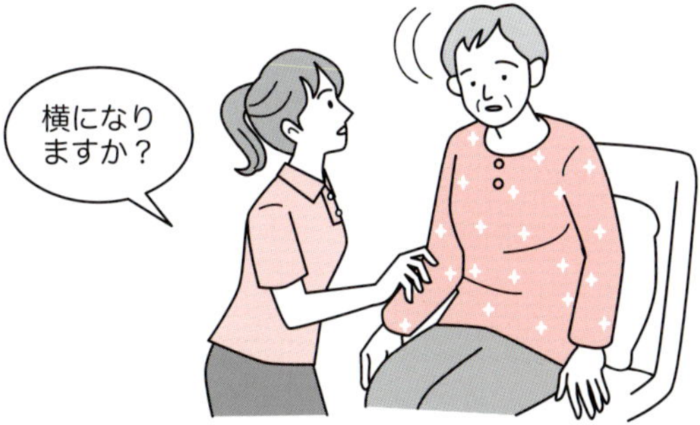

移動中、突然倒れ、痙攣《けいれん》が発生しました

まず行うこと

痙攣は、てんかんの症状として有名ですが、低血糖や脱水などの全身のバランスが崩れたときに起こることもあります。

①不要な刺激を与えない

急に倒れれば、救急隊や事業所に連絡することは当然のことです。しかし、痙攣の場合、そのような周りの刺激が悪影響を及ぼすため、連絡するときは、利用者と離れて行うなど、刺激を与えないようにします。

②安楽を確保する

あわてて体をゆすったりしてはいけません。静かな環境で、着ているものをゆるめるなど、楽になるように支援します。

③意識が戻っても声かけは控える

意識が戻っても、あわてて声をかけるようなことはしません。静かな環境を確保して、少しの間そっとしておきます。

④状況を静かに説明する

利用者が気づいたとき何が起こったのかがわからず不安を感じているような場合は、状況を静かに説明します。

医療機関を受診する必要のある症状

- 痙攣発作が5分以上続くとき
- てんかん発作かわからないとき
- 初めての発作のとき
- 高熱があるとき
- ひどい呼吸困難を伴うとき
- 水中で発作を起こしたとき
- ひどいケガや出血があるとき
- 発作後混乱し、パニックになったとき

しびれ感があるときの対応

足のしびれがあり、触っている感覚がわからないといいます

まず行うこと

しびれは、その部分に十分に血液が流れなかったときや、神経が圧迫されていることで生じることがありますが、全身の病気による場合もあります。

しびれ感で誰もが知っているのが、正座を長時間したときの足の感覚です。このジンジンした感じをしびれと言います。

原因別のしびれの種類

中枢性	脳や中枢神経の異常
脊髄性	脊髄神経や脊髄を取り囲む骨や靭帯などの異常
末梢神経性	末梢神経に影響する血管や代謝の異常、神経の異常

①症状を観察する

「触っている感覚がわからない」という状態は、糖尿病の合併症のこともあるため、その部位の色の変化や触って他の部分より冷たくないかを観察します。

②連絡をする

「緊急時対応マニュアル」などに従って、事業所や医療職などに連絡するようにします。観察した症状を報告します。

糖尿病の合併症（**太字**は3大合併症）

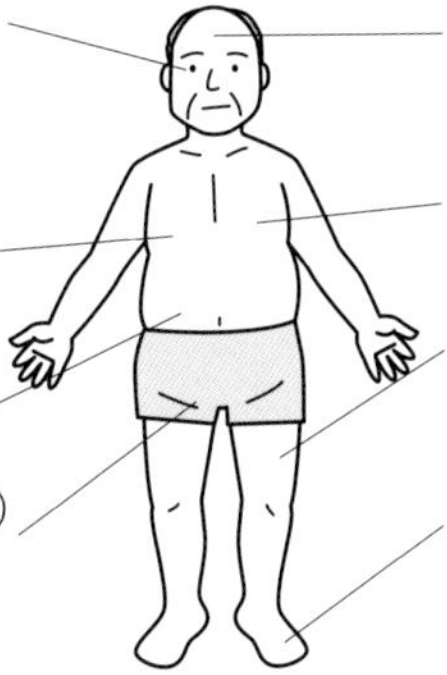

全身がふるえています

まず行うこと

高齢者では、本態性振戦《しんせん》といって、原因不明のふるえが全身に出る場合があります。この場合のふるえには緊急性はありません。また、パーキンソン病によるふるえのこともありますが、この病気もすぐには危険性があるものではありません。

①症状を観察する

からだが冷え切っていたり、急な発熱を起こす前兆として全身のふるえが生じることがあります。まずは、このような状況でないことを確認します。

②あわてない

高齢者では、頭がぐらぐらとふるえていたり、手先や、ときには全身にふるえがみられることがあります。まずは落ち着きましょう。

③緩急的な症状（急激にまたはゆっくりと変化する症状）の場合は生活支援も行う

全身がふるえることで、生活面で今までできていた細かい作業ができなくなります。利用者の生活を観察し、できていること、できなくなったことを把握し、報告します。

- 包丁が使えない
- 字が書けない
- 電話がかけられない
- ボタンがかけられない
- 箸《はし》が使えない

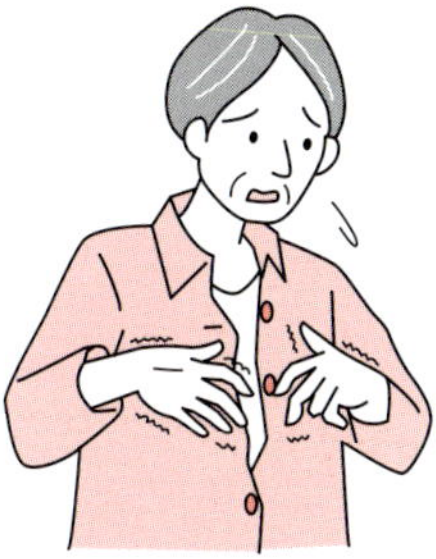

おそばを食べたら、息苦しくなったといいます

まず行うこと

何かを食べて息苦しくなったり、蕁麻疹《じんましん》が出るなどの症状があったときは、食物アレルギーが考えられます。

食物アレルギーは、大人になってもある日突然に発症することがあり、そのときの対応は非常に大切です。

①安楽を確保する

利用者の着ているものをゆるめる、楽な体位を確保するなど、利用者が少しでも楽だと思える環境を整えます。

②症状を把握する

蕁麻疹、血圧の低下、冷や汗などの有無を観察します。

③救急車を呼ぶ

息苦しくなっている場合は、ショックを起こしている可能性があります。すぐに救急車を呼びます。

④連絡する

「緊急時対応マニュアル」などに従って、事業所や医療職などに早急に連絡します。

食物アレルギー症状

- アレルギーを起こす食物が触ったところにかゆみなどの症状が出現する。口腔《こうくう》内、食道などにかゆみとむくみが出現する
- その後食物が胃に入ると、吐き気・嘔吐《おうと》が出現する
- 胃を通過して食物が吸収されると全身症状となり、蕁麻疹やときにアナフィラキシーというショック症状となる
- 皮膚に触ると、接触皮膚炎が起こる

一瞬意識がなくなったようです

まず行うこと

意識の消失は、脳に必要なだけの血液が行かなかったときに発生します。心臓が停止している可能性もあるので、脈の有無をまず確認します。

呼吸がありすぐに意識が戻る場合は、一過性脳虚血《きょけつ》発作（TIA）などの脳血管疾患の前触れのときがあります。また、心臓が正常に拍動しなくなったために起こるとき、低血糖などが原因のときもあります。

すぐに意識が戻る場合でも、原因を突き止め、適切な治療が必要です。「緊急時対応マニュアル」などに従って、事業所や医療職などに早急に連絡するようにします。

①安全を確保する

意識がなくなると、急に倒れることになります。その危険性がある場合は、転倒してケガすることのないよう、利用者の生活空間の物の配置などを確認し、安全を確保しておく必要があります。

②症状を確認する

- 倒れた場合、どこかに痛みがあるか
- 糖尿病でインスリンを使用している場合は、適切な食事量を確保できているか
- 脈拍の数が異常に少なくなっていないか

③事務所などへの連絡

救急車を呼ぶほどではないと判断した場合は、「緊急時対応マニュアル」などに従って報告を行います（p20、p25参照）。

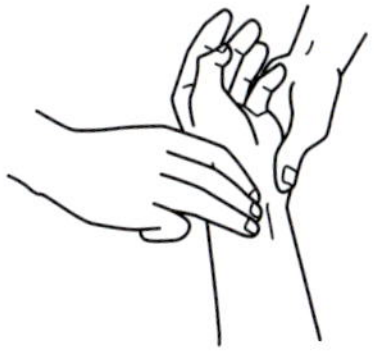

一時的に意識がなくなる（失神）

失神は短い時間（数十秒の単位）、血圧が低下して脳に送る血液量が少なくなり、脳全体が酸素不足になって意識を失う発作です。

意識を失うと転倒して頭部などに受傷することがあります。

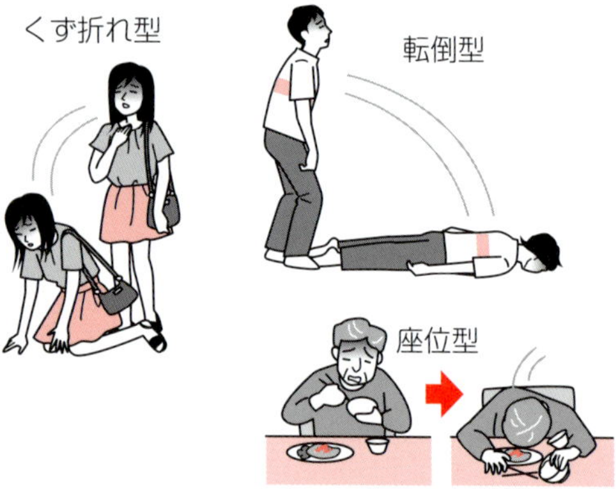

脳貧血（くず折れ型）

人ごみ中で気分が悪くなり、目の前が白くなったり暗くなったりして意識を失うものです。

低血糖（くず折れ型）

糖尿病でインスリン注射をしている場合、決められた量の食事が不足したり運動をしすぎると、インスリン注射が効きすぎ低血糖となり、意識を失います。前触れとして手先のしびれなどの症状が出ますので、飴《あめ》や砂糖などで糖分を補充します。

てんかん（転倒型）

さまざまな種類があり、痙攣《けいれん》を伴うもの、急に意識がなくなるものもあります。

不整脈（座位型）

心臓を動かしている電気刺激が一時的に出ないことによって、その間心臓が拍動しないことで意識を失います。

せん妄への対応

入所してきた利用者さんが、夜間、部屋の壁に虫が多数歩いていると言います

まず行うこと

このような状態は、体調を崩したときや薬剤によるもの、環境の変化や心配事があったときなどに、夜間に多くみられます。高齢者がなりやすい状況で、実際にはないものが見えたり聞こえたりする状況を「せん妄」といい、一時的な症状です。

すぐに元に戻った場合でも、「緊急時対応マニュアル」などに従って、事業所や医療職などに早急に連絡するようにします。

①安心させる

利用者には、現実であるかのように部屋中に虫が見えたり変な声が聞こえたりしています。それを否定して事実を伝えても、利用者の不安

を取り除くことはできません。

ベッドの上や壁を手で払う動作など、利用者の思いに沿った行動をすることで利用者の不安を軽減することができます。

②睡眠を確保する

高齢者の場合、睡眠が十分にとれていないだけでもせん妄を起こすことがあります。足浴や温かいミルクを飲ませるなど、入眠しやすい状況をつくります。

③症状や出来事を確認する

- 頭部をぶつけていないか
- 熱がないか
- 便秘・下痢などの排泄《はいせつ》障害はないか
- 脱水にはなっていないか

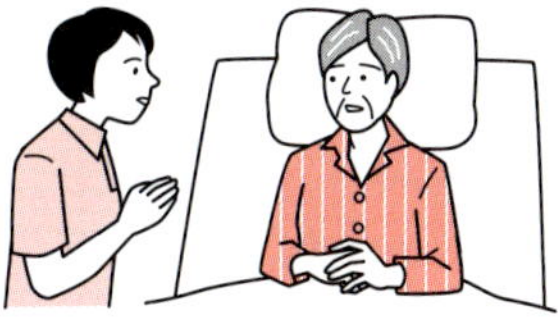

せん妄《もう》、妄想《もうそう》、幻覚

せん妄とは

軽い意識混濁に幻覚が加わり、不安や興奮を伴い、突然、症状が起こり、日内変動を伴います。脱水や便秘、肺炎や尿路感染症などの感染症で起こることもあります。

せん妄の症状

睡眠―覚醒リズムの障害	朝起きて夜は寝るという自然なリズムが障害され半分眠ったような、寝ぼけたような状態が続きます
幻覚・妄想	高頻度にみられるのがそこにないものが見える幻視です。アルコールせん妄では小動物（虫、へびなど）の幻視がしばしば出現します。またそこにいない人が訪ねてきたと言い張ったりします
情動障害	激しい興奮のほか、困惑状態、不安などが認められます
不随運動などの神経症状	せん妄の種類によっては手のふるえなどの神経症状を伴います。アルコールによるせん妄はふるえを伴うことが多いので振戦せん妄と呼ばれます

幻覚と妄想とは

- 幻覚とは

感覚器に何の刺激も与えられていないのに、実際と同じように見えたり（幻覚）、聞こえたり（幻聴）、感じたり（幻触）する現象であり、認知症や精神疾患などで多くみられる症状です。

- 妄想とは

認知症の症状としてよくみられるものに、物とられ妄想（大切な物を誰かが盗んだと思い込む症状）、帰宅妄想（家にいるのにそれが認識できず、徘徊《はいかい》の原因となる）、心気妄想（不治の病にかかり、もうすぐ死ぬと思い込む）、罪業妄想（取り返しのつかない罪を犯してしまったと思い込む）、貧困妄想（お金がないと思い込む）などがあり、本人はとてもつらい思いをし、ときに自殺をしたいと思うこともあります。

めまいがあると言って、起き上がることができません

まず行うこと

からだの平衡《へいこう》をコントロールしているのは、耳にある器官ですが、めまいの原因としては、耳の異常だけでなくさまざまな原因によるものがあります。特に高齢者の場合は、急に動くことで血圧が一時的に低下することがあり、そのときにふらつきやめまいを自覚します。すぐに元に戻った場合でも、「緊急時対応マニュアル」などに従って、事業所や医療職などに早急に連絡するようにします。

①安全を確保する

めまいは、からだを動かしたときに強くなるという特徴があります。まっすぐに歩けなくなったり、頭の位置が動くたびにクラクラした

りするため、転倒の危険性が増します。移動には十分な注意が必要です。

②安楽にする

吐き気を伴うこともあるため、できる限り移動は控え、頭の位置が動かないようにします。また、からだを締めつけているような衣類がある場合はゆるめます。

③嘔吐《おうと》への対応の準備

吐き気がある場合は、嘔吐への対処に向けての準備をしておきます。

うがいのための必要物品

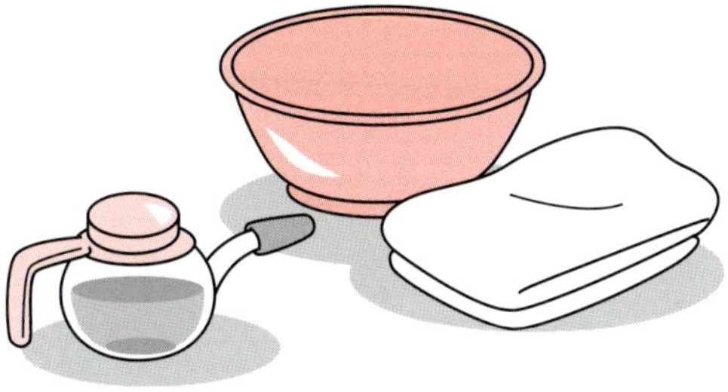

朝から吐き気と嘔吐《おうと》があり、何も口にしていないと言っています

まず行うこと

吐き気・嘔吐は胃腸障害の症状としてだけではなく、さまざまな病気の症状として出現します。そのなかでも緊急の対応が必要なものとして脳血管障害があります。また、吐き気・嘔吐があると、飲水や食事の摂取ができなくなり、脱水になる危険性もあります。「緊急時対応マニュアル」などに従って、事業所や医療職などに早急に連絡します。そのときには、飲水や食事摂取の状況も報告しておく必要があります。

①安全を確保する

意識がもうろうとしているような場合は、嘔吐物が気管に入り、誤嚥《ごえん》してしまう危険性があります。このようなときは側臥位《そくがい》にして、誤嚥

を予防します。

②安楽を確保する

衣服の締めつけや口腔《こうくう》内の苦味など、嘔吐をさらに引き起こすものを避ける必要があります。衣服をゆるめ、うがいをしてもらいます。さらに、花の強い香りや騒音など、感覚刺激も吐き気を引き起こすため、部屋から出すなどして、避けましょう。嘔吐物も速やかに処理をしてさらなる嘔吐をまねかないようにしましょう。

③安静を確保する

安楽な状態を確保して、なるべくリラックスできる状況で安静にします。

④飲水は控えて

水分がとれていないからといって飲水すると、嘔吐の引き金になる可能性があります。「口の中が気持ち悪いから何か飲みたい」と言われたようなときには、口に無理なく入る程度の大きさの氷を含むと、口腔内の違和感が解消されます。

さっきまで胸が痛かった。今は大丈夫だと言われました

まず行うこと

胸の痛みは、心臓や肺などの重要な臓器の病気が原因のことがあります。すでに痛みがとれたからとそのままにしておくと、突然意識がなくなったり、息苦しくなることもあります。今後の対応を早急に確認する必要があるため、「緊急時対応マニュアル」などに従って、事業所や医療職などに早急に連絡するようにします。

①安静と安楽を確保する

症状がおさまり、すでに何の自覚症状がなくても、医療的な対応をするまでの間、安静にしているように働きかけます。また、介護職員の不安は、利用者の不安感を増すことになります。落ち着いて対応しましょう。

心筋梗塞《しんきんこうそく》

　胸の痛みを訴える病気のうち、一番恐ろしいのが心筋梗塞という、心臓の血管が詰まってしまう病気です。この病気の前兆として、以下のようなさまざまな症状の出方をする人がいます。

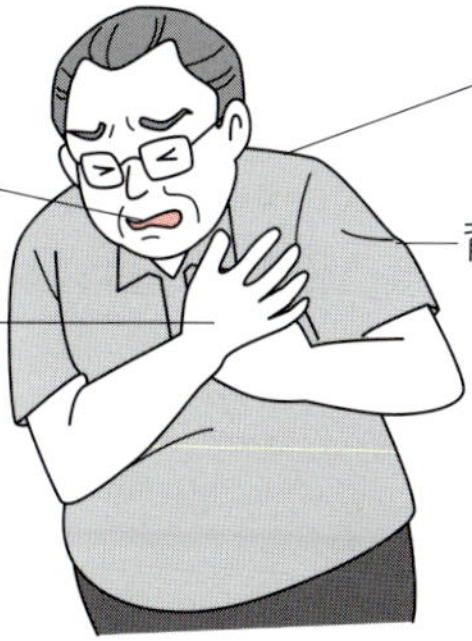

- 痛みの範囲は手のひら以上の広さといわれています
- 高齢者や糖尿病患者は痛みを感じない場合もあるといわれています

強くせき込み、息苦しそうな様子が見られます

まず行うこと

せきは心臓が悪いとき、呼吸器の感染症にかかったときのほか、喘息《ぜんそく》などさまざまな原因で起こります。

どのような原因であれ、強くせき込んでいる場合は、大変つらく苦しい思いをしています。

せきを落ち着かせるためには治療が必要ですので、「緊急時対応マニュアル」などに従って、事業所や医療職などに早急に連絡するようにします。

①安楽と安静を確保する

からだを締めつけているような衣類を外します。

②室内の換気をし、新鮮な空気を取り入れる

煙が充満していたり、芳香剤などがせきの原因になることもあります。しかし換気の際、外気温との気温差が大きいと、それ自体がせき込みの原因になりますので、注意が必要です。

③湿度を調節し、乾燥した環境を避ける

乾燥した状態でのせき込みは、苦しさをより増強します。ぬれタオルなどを使用して、湿度を確保します。

④呼吸が少しでも楽にできる起座位《きざい》にする

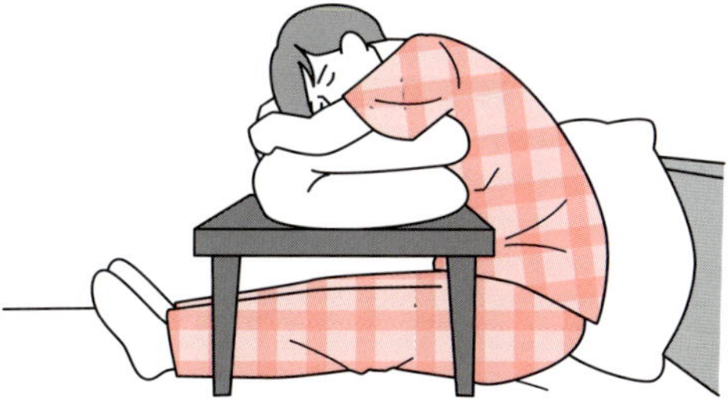

起座位

起座位《きざい》の取り方の注意点

- 寝ている人の背を90度に起こします。
- テーブルや机の上にクッションを置き、うつぶせに抱えるような体位とします。
- 背もたれを背面にあて肘《ひじ》を机の上に置き、肩が緊張しないようにします。

起座位がよい理由

- 横隔膜が下がるために、肺が膨らみやすくなり、呼吸が楽になります。
- 心臓に戻る血液が減少するため、呼吸が楽になります。

せきの出る病気

呼吸器の感染症

- 風邪、結核、肺炎など

アレルギー疾患

- 気管支喘息《ぜんそく》
- せき喘息（大気の汚染や気温の変化などが引き金となって発症する喘息）

炎症性疾患

- 慢性気管支炎
- COPD（慢性閉塞《へいそく》性肺疾患：喫煙を原因とする気管支の病気）

異物の排出のための反射

- 誤嚥《ごえん》
- 呼吸器以外の病気
- 心不全
- 逆流性食道炎（睡眠時に胃酸などが逆流する病気）

背中が痛くて起きられないと言います

まず行うこと

背中の痛みの原因は、背骨や筋肉の異常だけでなく、肝臓や膵臓《すいぞう》、胆嚢《たんのう》などの臓器の異常のときにもみられる症状です。痛みを取り除くためにも治療が必要ですので、「緊急時対応マニュアル」などに従って、事業所や医療職などに早急に連絡するようにします。

①利用者の安楽を確保する

少しでも利用者の痛みを軽減できる体位を探し、全身の緊張をほぐすために環境を整備します。

②医師から湿布薬の処方が出ているときは、湿布を貼る

骨や筋肉の痛みの場合、医師から冷湿布や消

炎鎮痛剤の湿布薬の処方が出ている場合があります。その場合は事務所に連絡のうえ、指示に従って湿布を貼ります。

湿布の貼り方

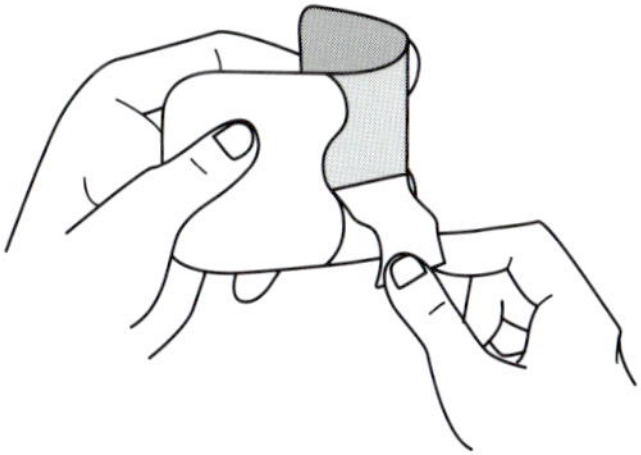

①薬面の一部を出す

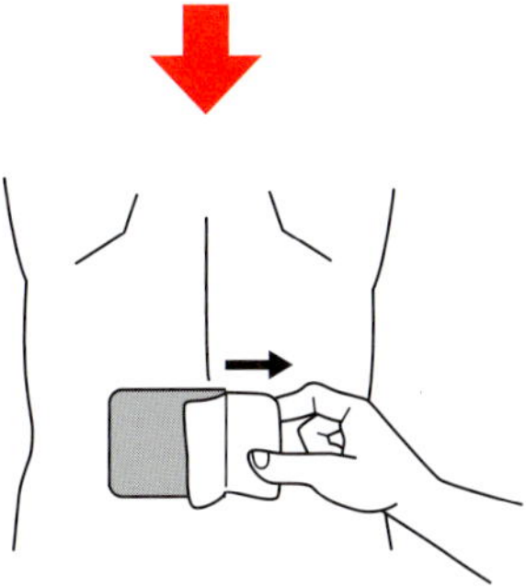

②薬面を患部に当て、フィルムをはがしながら貼る

ひどい下痢をしています

まず行うこと

①便、その他の観察

下痢便といってもさまざまなものがあります。薄茶色の水のような便から粘液のような便、粘液にすじ状の血液が混ざるもの、黒っぽく強い臭いを発するタール便などがあります。

どのような便なのかは、医療者にとって重要な情報ですので、観察しておく必要があります。

タール便は、消化管で多量の出血があったときの便です。この場合はすぐに救急車を呼びましょう。

その他、嘔吐《おうと》や発熱などの症状が出る場合もあります。

②下痢への対応

腹部が冷えることで腸の刺激となり、下痢をさらに誘発します。腹部に掛け物をかけるなどして冷えを予防し、飲み物はぬるま湯程度の温かさのある状態にして飲んでもらいます。

③食中毒の可能性を考慮して

下痢は、食べたものによる食中毒の場合があります。原因を明らかにするために、残った食品は処分しないでおきます。

④水分補給

ひどい下痢が続き水分摂取が少ないと、脱水の危険性が増します。排尿しているか、口腔《こうくう》内が乾燥していないかを確認し、脱水気味と判断できた場合は、水分摂取を勧めます。

⑤事務所などへの連絡

救急車を呼ぶほどではないと判断した場合は、「緊急時対応マニュアル」などに従って連絡などを行います（p20、p25参照）。

食中毒

食中毒の原因

- きのこやフグなど、もともと毒を含んでいる食品が原因の場合
- 細菌の場合：あらゆる場所に存在し、食品に付いた細菌が高温多湿の環境の中で増殖することで食中毒を発症します
- ウイルスの場合：貝や飲料水、豚肉などのほか、便や吐物の粉塵《ふんじん》中でも生きていて、体内に入り感染します

発生時期

細菌性の食中毒は温度と湿度が高い6～9月に発生することが多く、ウイルス性の食中毒は、乾燥した冬に多く発生します。

症状

下痢《げり》のほか、腹痛、吐き気、発熱などの症状が出ます。

食中毒を起こす主な細菌・ウイルス

細菌・ウイルス	原因
サルモネラ菌	十分に加熱していない卵、肉、魚など　例）オムレツ
黄色ブドウ球菌	ヒトの皮膚や鼻・口の中にいる菌で、それらを触った手で食品に触れることによる　例）弁当、おにぎり
腸炎ビブリオ	生の魚介類　例）イカの塩辛
カンピロバクター	十分に加熱されていない食品　例）生野菜、飲料水
腸管出血性大腸菌	十分に加熱されていない食品　例）生野菜
ノロウイルス	十分に加熱されていない貝、飲料水など　例）カキ
E型肝炎ウイルス	十分に加熱されていない豚肉、内臓など　例）生シカ肉

農林水産省「食中毒の原因と種類」より作成

頭が痛く、吐き気があると言っています

まず行うこと

①安楽と安静を確保する

からだを締め付けているような衣類をはずし、からだを横にして楽な姿勢にします。

②その他の情報を得る

体温、血圧、呼吸数、脈拍数を測定します。その他、今までに経験したことがないほどの頭痛ではないか、急激に起こった頭痛なのか、また意識障害を伴う頭痛（もうろうとなる）か、痛みが数日かけてどんどんひどくなっていないか、手足のまひ、ものが二重に見える、言語障害などの神経症状を伴うかなどの情報を把握します。

③急激な激しい頭痛かどうかの確認をする

頭痛は寝不足や目の疲れ、発熱時などにも発生します。またくり返して起こる片《へん》頭痛もあります。しかし急激な強い痛みは、脳内の血管や髄膜などに何らかの異常が発生しているサインのこともあります。

④事務所などへの連絡

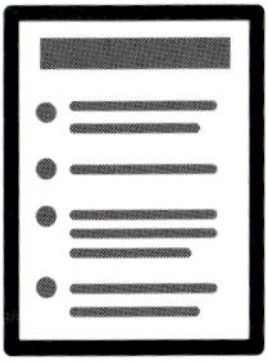

救急車を呼ぶほどではないと判断した場合は、「緊急時対応マニュアル」などに従って連絡などを行います（p20、p25参照）。

頭痛の種類

一次性頭痛：片頭痛、緊張型頭痛、群発頭痛などの種類がある。

二次性頭痛：脳出血、脳梗塞《のうこうそく》などの脳血管障害に伴う頭痛で早急な処置が必要。

腹痛を訴えるときの対応

お腹が痛いと言って、何も食べることができません

まず行うこと

腹痛は、便秘のときでも下痢《げり》のときでも生じる症状です。また、感染症や消化管の異常によっても発生します。早急に対応しないと生命にかかわる病気として、腸閉塞《へいそく》があります。

①症状を把握する

便秘、下痢などの排便状況のほか、発熱の有無に関しても、情報を得るようにします。また、吐き気の有無も重要な情報です。

②腹痛への対応をする

冷えによって腹痛が発生することもあるため、本人の自覚症状を確認しながら、腹部に掛け物をかけるようにします。

③水分摂取量を把握する

「何も食べられない」と言われたときは、水分をとれていることの確認が大切です。人は1日1,500mL程度の水分が必要です。一般的なグラス一杯が180mLを目安に水分摂取量を把握します。

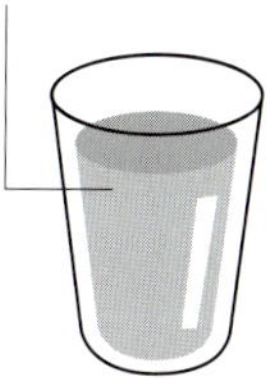

④事務所などへの連絡

救急車を呼ぶほどではないと判断した場合は、「緊急時対応マニュアル」などに従って連絡などを行います（p20、p25参照）。

腸閉塞の症状

腸閉塞は、腸が詰まるまたは動かなくなることで発生します。

- 突然起こる疝痛《せんつう》といわれる腹部の激痛
- 腹部膨満《ぼうまん》感（お腹の張った感じ）
- 排便の停止、吐き気、嘔吐《おうと》

血を吐いたときの対応

吐き気があると言い、突然血を吐きました

まず行うこと

血を吐くということは、消化管から出血をしているということです。しかし、腸からの出血の場合は便として肛門から排泄《はいせつ》されますので、血を吐いた場合は、胃から上の消化管からの出血が考えられます。

- 吐く量が多く、数分ごとに黒っぽく強い臭いのするものが出てくる場合は、大量出血です。すぐに救急車を呼ぶとともに、どのように対応したらよいのかの指示を具体的に聞かなければなりません。
- 唾《だ》液に少量の血が混じっていた場合、気持ちが悪いと言って1回吐いたときに血が混じっていたような場合は、「緊急時対応マニュ

アル」などに従って、事業所や医療職などに早急に連絡するようにします。

①側臥位《そくがい》にし、誤嚥《ごえん》に注意する

吐いたものが気管に入り、のどが詰まってしまうことがあります。側臥位にすることで吐いたものが気管に入るのを防ぐことができます。

②体位を整える

衣類の締めつけている部分を外し、頭部を少し上げ、楽な体位に整えます。

③バイタルサインの観察

脈拍や血圧、意識状態を観察します。急激な出血の場合血圧が低下し、ショック状態（p21コラム参照）になることもあります。

④口をゆすぐ

口の中に血液が残っていると、生臭く、気持ちの悪いものです。飲み込まないように声をかけながら、冷たい水で口をゆすぐように支援します。

吐血

吐血とは、消化管からの出血があり、その血液を口から吐くことです。口から肛門《こうもん》までのすべてが消化管ですが、吐血を引き起こす消化管は上部消化管といわれる、食道、胃、十二指腸です。

吐き出される血液は、出血の部位によって形状が違ってきます。

- コーヒー残渣《さ》様：比較的少量の出血で、胃潰瘍《かいよう》や十二指腸潰瘍のときに見られる
- 褐色凝血塊《かい》：胃酸によって、血液の色が黒っぽくなり、量が多い場合は、塊《かたまり》が生じる
- 赤色調：出血してからの時間が短いもの、または大量出血のとき

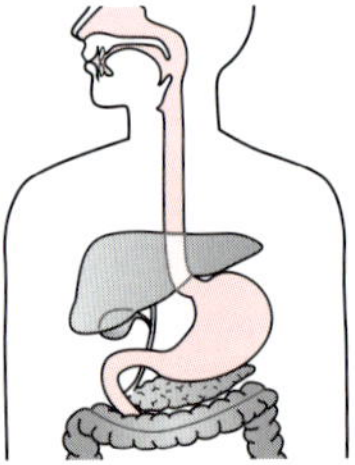

喀血《かっけつ》

喀血とは、気管や気管支、肺からの出血があり、たんのように排出することをいい、排出されたものを血たんといいます。

出血した部位によってたんの周りに血液がついているようなものから、たんの中にすじ状に血液があるもの、また、血液の塊にしか見えないものまであります。

- たんの周りに血液がついているもの：食道の上部か口腔内で血液がたんについた
- 血液の塊のようなたん：気管支からの多量の出血が考えられる

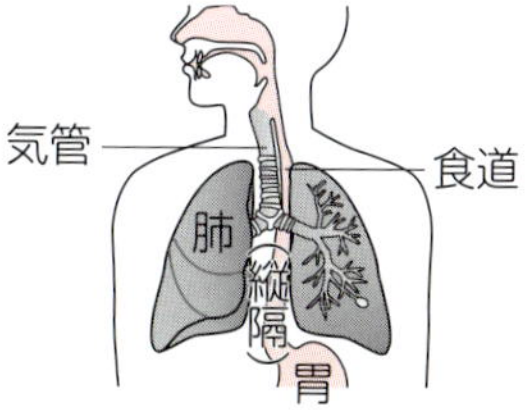

真っ黒の便が出ました

まず行うこと

黒い便は、海藻類などを多く食べたときや、鉄剤を服用しているときにはみられますが、強い臭いを伴う場合は、腸からの出血のことがあります。

胃や十二指腸から小腸くらいまでの出血では黒い便になり、直腸の近くになるに従って、血液本来の色に近い便になります。

●大量出血

数分ごとに強い臭いの便が出る場合、血液そのもののようなドロドロの液体状の便の場合は、大量出血の危険性があります。すぐに救急車を呼ぶとともに、どのように対応したらよいのかの指示を具体的に聞かなければなりません。

●少量の出血

便にすじ状の血液がついているような場合は、痔《ぢ》などによる少量の出血の場合もあります。

①症状を把握する

- 意識状態
- 血圧
- 肛門《こうもん》の痛み
- 腹痛
- 吐き気・嘔吐《おうと》

②利用者に寄り添い、不安の除去に努める

利用者は大きな不安の中にいます。常に寄り添い、一人にしないようにします。

③事務所などへの連絡

救急車を呼ぶほどではないと判断した場合は、「緊急時対応マニュアル」などに従って連絡などを行います(p20、p25参照)。

血、血便

下血

肛門《こうもん》から血液が出ること。

下血の便の種類と考えられる病気

- タール便

上行結腸より肛門より遠い消化管から大量の出血があったときに排泄《はいせつ》されます。また、ある程度の量の出血が続き、その間排泄されず、大腸に血液が留まるような状態のときもタール便となることがあります。

胃や十二指腸潰瘍《かいよう》やがん、食道などでの静脈瘤《りゅう》の破裂などが原因となります。

- 血便（鮮血便）

鮮紅色の出血で、肛門側に近い大腸からの出血があったときに排泄されます。

大腸や直腸のがん、潰瘍性大腸炎、痔《ぢ》などのときに排泄されます。

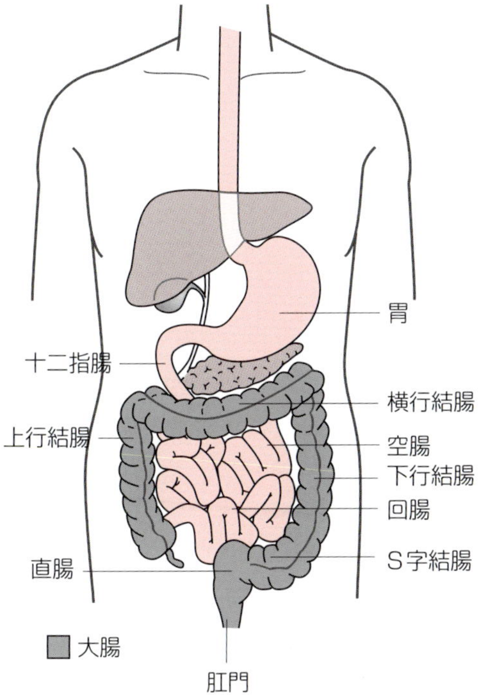
胃
十二指腸
横行結腸
上行結腸
空腸
下行結腸
回腸
直腸
S字結腸
大腸
肛門

排尿時に強い痛みがあると訴えます

まず行うこと

排尿時の痛みは、さまざまな疾患で起こりますが、膀胱《ぼうこう》や尿の通り道である尿道への細菌、ウイルスなどによる感染症によるものがそのほとんどです。

治療には抗生物質の使用が必要ですので、「緊急時対応マニュアル」などに従って、事業所や医療職などに早急に連絡するようにします。

①水分摂取を勧める

水分を多く摂取することで尿量を増やし、尿路に尿がとどまり、細菌やウイルスが増殖することを防ぎます。

②痛みの種類を確認する

- 鈍く重いような痛みなのか、鋭く刺すよう

な痛みなのか

- 排尿開始直後に痛むのか、終了間近に痛むのか、排尿中ずっと痛いのか

③ほかの症状を観察する

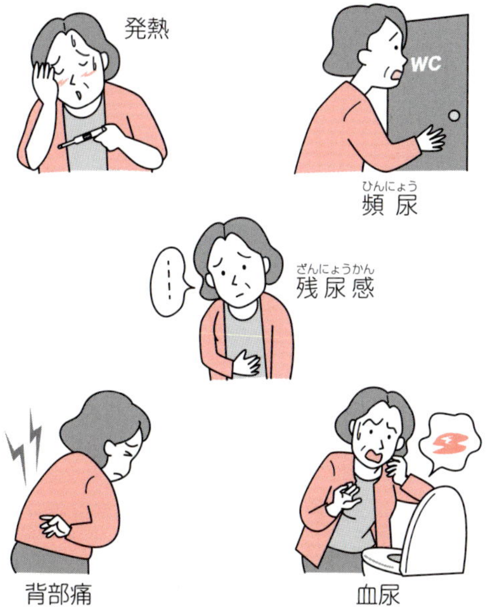

転倒して足に痛みがあるときの対応

移動中に転倒してしまい、足の痛みを訴え、立てません

まず行うこと

①無理に動かさない

移動しようとして無理に動かしてはいけません。人数を確保し、足に負担がかからないように板などにのせて移動します。板がない場合は足を支えて移動します。どうしても人を確保できないときは、無理に動かしてはいけません。

②ショック症状に注意

転倒して痛みを訴える場合、骨折、捻挫《ねんざ》、打撲《だぼく》のいずれかになります。骨折の場合はショック症状（p21コラム参照）を起こすことがあるため、速やかに救急車を呼びます（p22参照）。

③患部への対応

痛みの原因として考えられるのは、骨折、捻

挫、打撲ですが、レントゲンを撮らなければどれなのかはわかりません。患部を安静に保ち冷却することで、ある程度痛みを和らげることができます。

④事務所などへの連絡

救急車を呼ぶほどではないと判断した場合は、「緊急時対応マニュアル」などに従って連絡などを行います（p20、p25参照）。

骨折しやすい部位

腕のつけ根

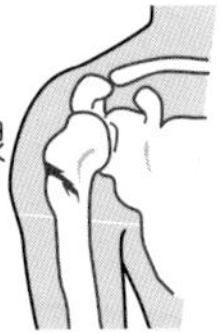

脊椎《せきつい》・腰椎《ようつい》

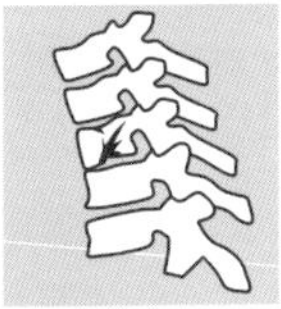

手首

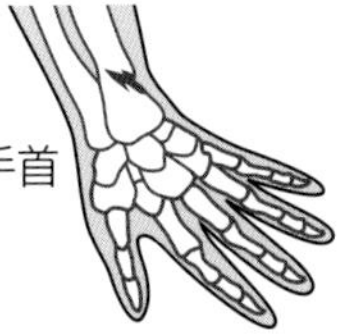

太ももの
つけ根

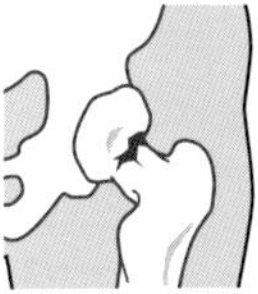

大腿骨頸部《だいたいこつけいぶ》

背部に赤いブツブツが出ているのを発見しました

まず行うこと

背中の赤いブツブツはあせもや虫さされだけでなく、服用している薬の副作用であったり、何かの感染症であったり、アレルギー反応の場合もあります。

①連絡する

湿疹《しっしん》の種類によって対応がまったく異なるため、「緊急時対応マニュアル」などに従って、事業所や医療職に早急に連絡するようにします。

②症状を観察する

- どんなところに何個の発疹《ほっしん》が出ているかを確認する
- 発疹の形を確認する
- かゆみの有無を確認する

- 衣類や寝具など、からだに触っているものによって発症する場合もあるため、何かの変化がないかを確認する
- 薬の変更はなかったか
- あまり口にしないものを食べてないか
- 発熱など、からだの異常はないか

老人性皮膚掻痒《そうよう》症

高齢者で、皮膚に変化がないのに強いかゆみが生じるのが、老人性皮膚掻痒症です。

原因

皮膚の乾燥が原因となります。

発症時期

空気が乾燥している秋から冬にかけて、症状が重くなります。

どうなるか

かき壊すことで皮膚が破れ、少量の出血が生じ、ときに感染することもあります。

褥瘡《じょくそう》への対応

寝たきりの利用者のおむつ交換時に、臀部《でんぶ》に発赤《ほっせき》があるのをみつけました

まず行うこと

寝たきりの利用者では、臀部や仙骨部などに発赤がでることがあります。これは、褥瘡の始まりです。とにかく進行させないことが必要ですので、生活支援をしている介護職員は、早急に対応する必要があります。

また、利用者の生活を支えるすべての職員が情報を共有する必要があるため、「緊急時対応マニュアル」などに従って、事業所や医療職などに早急に連絡するようにします。

①発赤している部位の状況を確認する

褥瘡は、湿っていたり、便などで汚れていると、進行しやすくなります。常に清潔な状態にするようにします。

②寝具をチェックする

褥瘡は、シーツのしわだけでもできてしまいます。からだの下の部分に何か当たるものがないか、シーツにしわがないかを確認します。

③適切に体位変換が行われているか確認する

褥瘡は、長時間の圧迫によってもできてしまいます。介護計画を確認し、適切な体位変換が行われているかを確認します。適切に行われているにもかかわらず発生した場合は、報告が必要です。

また、皮膚が引っ張られることで発症するため、移動の方法も確認します。

④食事の量、内容を確認する

褥瘡は栄養状態が悪いと、できやすく治りにくいものです。正確には血液検査を行って把握できるのですが、まずは食欲や食事に関する支援の状況、調理法などを確認し、利用者にとって食べやすいものになっているかを確認する必要があります。

褥瘡《じょくそう》

褥瘡とは

いつも同じ場所に圧がかかり、その部位の循環が妨げることで発症します。

褥瘡のできやすい部位

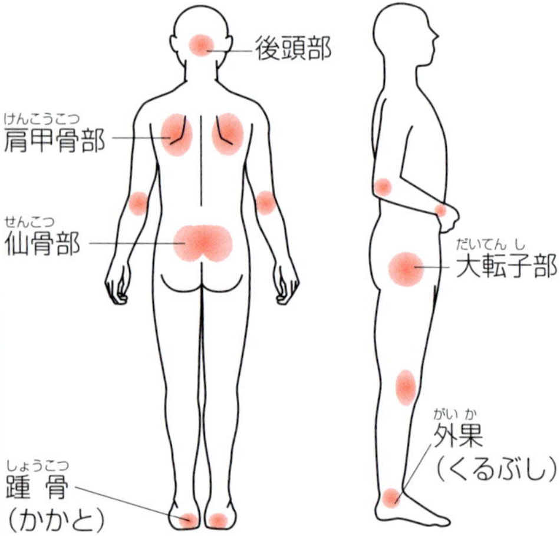

褥瘡のできやすい状況

- しびれやまひなどにより感覚が鈍い
- 自分でからだを動かせない
- やせて骨が出っぱっている
- 皮膚の弾力がなくしわやたるみがある
- 尿失禁・便失禁がある
- オムツを使用している
- 皮膚が湿っている
- 栄養にかたよりがある

褥瘡の進行

①発赤《ほっせき》ができる
②発赤の部位に水ぶくれができる
③水ぶくれが破れ、浸出液が出る
④水ぶくれが破れたところが感染し、膿《うみ》が出てだんだんと傷が深くなる
⑤傷はさらに深くなり、骨が見える
⑥細菌が血液中に入り込み、敗血症になる
⑦死亡する

やけどへの対応

一緒に調理をしていたところ、利用者がやかんを倒し、やけどをしました

やけどは皮膚に温度の高いものが触れて、皮膚組織がダメージを受けることから起きています。そのため、いち早く皮膚の温度が上がらないように流水で冷やします。

まず行うこと

①流水につける

家庭でのやけどの場合、とにかく清潔な流水(水道水など)になるべく早くつけることです。

- 洋服などがあってもその上から水をかけ続ける
- ストッキングのようなナイロン繊維などが皮膚にはりついている場合も、はがさない
- 流水は、可能な限りかけ続ける

②連絡する

どのようなやけどでも、基本的には医師の診察が必要ですので、「緊急時対応マニュアル」などに従って、事業所や医療職などに早急に連絡するようにします。

③傷を覆うのは滅菌ガーゼ

やけどは、赤くなっているだけの場合は感染することはほとんどありませんが、水ぶくれができると感染しやすいため、移動時など、不潔な布で保護することは避けなければなりません。

滅菌したガーゼなどがあればそれで覆い、ない場合はさらした状態で移動します。このときには水ぶくれが破れないように、患部に注意が必要です。

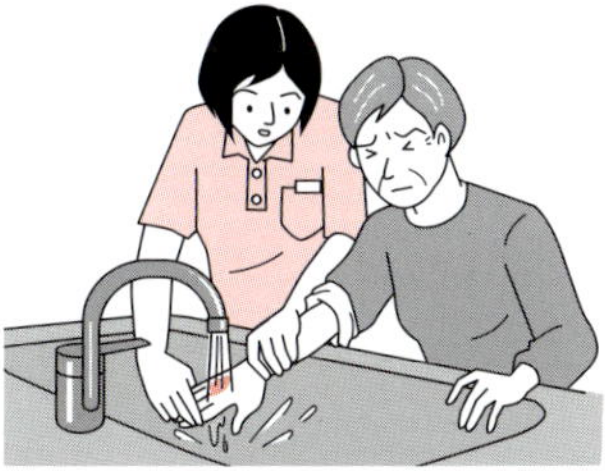

やけどの範囲と危険性

やけどの危険性

やけどは、その深さとやけどした面積で危険性がほぼ決まります。

- やけどの深さ

I度	赤み	痛み、熱感
II度	水ぶくれ	痛み
III度	乾燥(黒色・白色)	痛み、感覚なし

- やけどの面積

右図の箇所に示してある%で、面積を判定します。右上肢全体にやけどした場合は9%、右上肢と右下肢の前側にやけどを負った場合は、9%＋9%＝18%と計算します。

救急車を呼ぶ目安

- I度のやけどで、体表面積の30%以上のやけど

やけど面積の判定

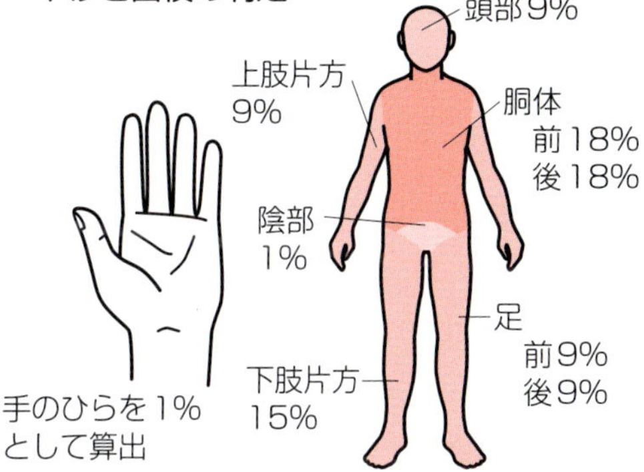

- Ⅲ度のやけどで、体表面積の10%以上のやけど
- 顔のやけどで、Ⅲ度のやけどまたは鼻毛が焦げたりたんが黒色になっているやけど（気道熱傷）
- 高齢者や乳児では、やけどの面積が狭くても、重症となる場合があります。

包丁でケガをしたときの対応

利用者と調理をしていたところ、包丁を落とし、足に刺さってしまいました

まず行うこと

①止血を行う

傷口に清潔な布を丸めて当て、その上からしっかりと押さえます。ビニール手袋をして押さえる(圧迫止血)ことで、血液感染を防ぐこ

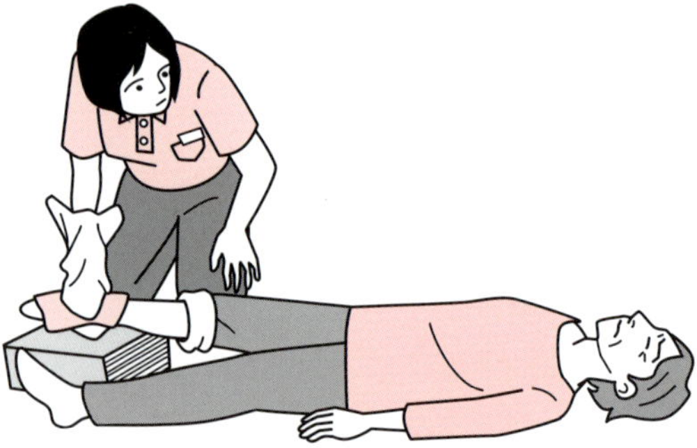

とができます。

②傷口を心臓より高い位置にする

足の傷の場合は寝かせて、傷のある部位を高い位置にします。これによって、出血量を少なくすることができます。

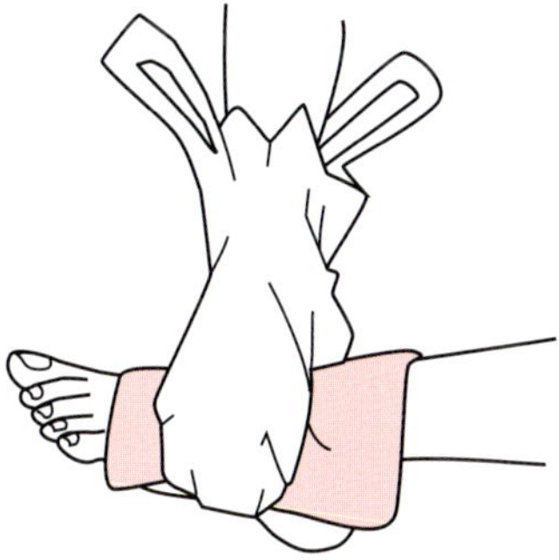

③連絡する

圧迫止血をしても出血が止まらない場合は、救急車を呼びます。その他の場合も、「緊急時対応マニュアル」などに従って、事業所や医療職などに早急に連絡するようにします。

部位別の止血法

止血法

- 圧迫止血

傷口の上に清潔な布を当て、押さえて止血する方法です。すりむいたなどの小さな出血は、通常この方法で止まります。

- 間接圧迫止血法

この方法は、傷口をじかに圧迫するのではなく、血管の走行を考えて、傷口の近くの太い血管を押さえる方法です。

傷口に直接触れることがないため、力を入れやすく、多少量の多い出血でも止めることができます。

大出血

拍動と一緒に血液が出てくるような出血では、すぐ救急車を呼びます。到着までの間、間接圧迫止血法を行っておきます。

間接圧迫止血法

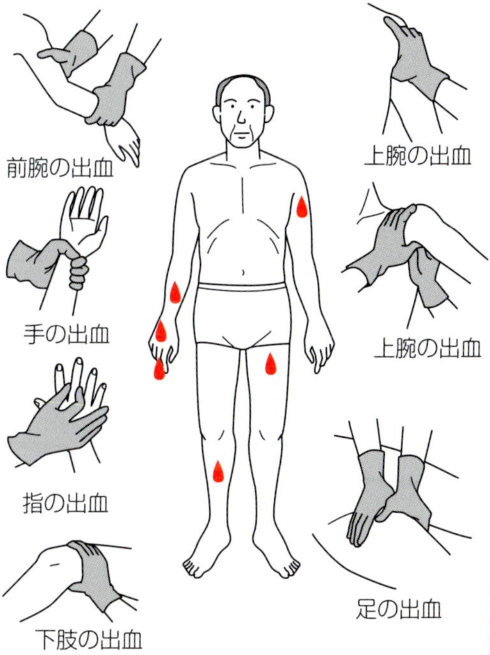
前腕の出血
上腕の出血
手の出血
上腕の出血
指の出血
足の出血
下肢の出血

目に何か入ったときの対応

散歩中に目にゴミが入ったのか、目が痛いとしきりにこすっています

まず行うこと

①目を触らない

まず行うのは、目をこすっているのをやめてもらうことです。目に何か入って、気になるからとこすってしまうと、眼球に傷をつけることになります。目には触らないようにします。

②目をつむり、涙で流れ出すのを待つ

人の目は、痛みがあったりゴロゴロしているときは自然と涙が出るしくみになっています。

連絡する

「緊急時対応マニュアル」などに従って、事業所や医療職などに早急に連絡するようにし、医師による診察を受けるようにします。

目に入る異物

目に入る異物は、ほこりやごみ、まつ毛などのほかに、家庭にある洗剤や漂白剤などの薬品の場合があります。この場合は、目に重大な悪影響を与えるものも多いため、早急に流すことが必要です。

目の流し方

- 蛇口やシャワーでの方法
  - ①水道にホースを付けたり、シャワーを使い、上向きに水が出るようにする
  - ②水量はそれほど強くしない
  - ③水の出ている上に顔をかざし、直接水を目にかけて洗い流す
- 目薬容器を使う方法
  - ①清潔な空いた目薬の容器などがあれば、それに水道水を入れる
  - ②十分な量を目にかけて流す

食事介助をしていたら、歯が抜けてしまいました

まず行うこと

歯周病が進行すると、歯肉が下がり、自然に抜けてしまうこともあります。歯が抜けた後が感染することもあり、また部分入れ歯などが使えなくなることもあります。「緊急時対応マニュアル」などに従って、事業所や医療職などに早急に連絡し、医療職による診察を受けられるように支援します。

①出血の有無を確認する

歯が抜けた後の歯肉の穴から、出血が続くことがあります。

②止血を行う

出血している場合は、清潔な布をくわえてもらい、口を閉じることで止血を行います。

③義歯をはずし、管理する

義歯が入っている場合は、義歯を外し、水につけておき、すべての関係者がわかるところに保管します。

④利用者を安心させる

出血があること、歯科医師がいないことなどで利用者の不安が増強することがあります。なるべく早く治療してもらうようにすること、この程度の出血なら問題がないことを説明し、安心してもらいます。

⑤歯科受診のときは、義歯を忘れずに

歯科受診のときには、義歯を忘れずに持っていきます。どのような治療になるかはわかりませんが、歯科医師はかむことができるようにさまざまな治療を行います。そのときに、義歯は必要になります。

⑥口腔《こうくう》ケアの方法を検討する

歯周病は、口腔ケアによって進行を抑えることができます。方法を検討する必要があります。

ハチに刺されたときの対応

散歩中、利用者がハチに刺されてしまいました

わが国の毒のあるハチは、スズメバチ、アシナガバチ、ミツバチなどで住宅地でも増加しています。

まず行うこと

①刺された傷口を流水で流す

流水に当てながら傷口を観察し、毒針が残っている場合は、傷口を指でつまんで、毒液が中に入らないよう注意しながら抜き取ります。

②爪などで傷口の周囲を圧迫して毒液をしぼり出しながら流水を当てる

③ぬれたタオルを当て、安静を確保する

④利用者を安心させる

連絡する

「緊急時対応マニュアル」などに従って，事業所や医療職などに早急に連絡し、医療職による診察を受けられるように支援します。

危険性の判断を行う

ハチは、過去に刺されたことがある場合は、アレルギー反応が強く出て、ショックを起こし、死に至ることもあります。

様子が少しでもおかしいと思ったら、直ちに救急車を呼びます。

ハチに刺されたときの症状

ハチに刺されたときの症状は、局所症状と全身症状として現れます。

- 局所症状：刺されたところが腫《は》れて痛む
- 全身症状：蕁麻疹《じんましん》、呼吸困難、発熱、血圧低下など、ショックによって死に至ることもある

その他の毒をもつ生物

スズメバチ	特徴	肉食で強い毒があり、攻撃的である。気づかずに巣の近くに行くと、集団で攻撃してくることもある。巣は家の軒下や植木の陰などにも作ることがあり、夏から秋にかけてハチの数は最大となる。 ハチを見つけた場合は、静かにその場を離れれば、多くの場合事故につながることはないが、びっくりして声を出したり、あわてて手で払うなどの行動をしてしまうとハチが興奮し、仲間を呼んで攻撃してくることになる。
	症状	わが国では、スズメバチに刺されることで毎年25名ほどの死亡者が出ている。刺された場合はショックとなることが多いため、早急な対処が必要になる。 軽症：じんま疹、だるさ、息苦しさ 中程度：胸苦しさ、口の渇き、嘔吐 重症：意識障害の低下、痙攣、血圧の低下
	対処法	①救急車を呼ぶ ②救急車が来るまでの間に、傷口より心臓に近い部分をしばる ③傷口を絞るようにして、毒を外に出す

スズメバチ	対処法	ようにする。このとき、口をつけて吸って毒を出そうとしてはいけない。毒が口腔内の傷から体内に入ることもあり、危険である ④傷口を流水で洗い流し、冷やす
ミツバチ	特徴	人を刺すことはめったにないが、刺すと針が抜け攻撃物質が出るため、その臭いによってハチが集まってくることになる。
	症状・対処法	痛み、赤く腫れる. 流水で傷口を洗い、針が刺さっている場合は取り除く。傷口を絞り、毒を搾り出し、痛みが落ち着くまで冷やしておく。
ブヨ	特徴	ブヨ(ユ)は、小さいハエのような虫で、3月～9月の気温の低い早朝および夕方に活動し、吸血する。
	症状・対処法	皮膚をかみきって吸血する。痛かゆい症状が出現するが、直後に出ることはなく、徐々に腫れとともに自覚症状が出現し、1週間ほど継続する。刺された人の体質によって、重症化することがあり、この場合はリンパ管が腫脹し呼吸困難になることもある。 症状悪化の場合、医療機関を受診する。

家ダニ	特徴	6月～9月の温度と湿度の高い時期に多量に発生し、布団やカーペット、畳などに住み着き、皮膚の柔らかいところを選んで刺す。
	症状・対処法	わき腹、下腹部、太ももの内側などを刺されることが多く、赤いブツブツとした皮膚となり、強いかゆみが出る。ダニは一度寄生すると、1週間ほど離れずに血を吸い続ける。 症状悪化の場合、医療機関を受診する。
チャドクガ	特徴	4月から10月にかけての時期の間に2回発生し、毛虫の毛に触ったり、毛の切れ端が風に乗って衣服に付くことで発症する。
	症状・対処法	毛に触れてから2～3時間後に赤くはれ上がりかゆくなる。また、かきむしることで毛が細分化し、全身に散らばり、全身の発赤とかゆみが現れることがある。抗体ができるため、初めてよりも2回目、3回目の方が症状が重くなる。 症状悪化の場合、医療機関を受診する。

●介護サービス事業者のための事故発生時・緊急時の対応マニュアル

市町村によっては、対応マニュアルが出されています。一例として川越市福祉部で出されているマニュアルの内容項目を紹介します。

内容項目

・マニュアルの主な目的
・事故・病状急変等を防止するための注意点
・事故・病状急変時及び急病等発生時の注意
・管理者の日常の注意点と事故・病状急変時及び急病等発生時の対応
・事故・病状急変時及び急病等発生時の連絡体制
・災害(火災、地震等)発生時の対応
・緊急時の主な関係機関、救急病院の連絡先

◆参考文献

日本蘇生協議会「一時救命処置（BLS）」http://jrc.umin.ac.jp/pdf/BLS0615_c.pdf 2011年6月22日

見藤 隆子、小玉香津子、菱沼典子編『看護学事典』日本看護協会出版会、2011年

和田攻、南裕子、小峰光博編『看護大辞典』医学書院、2010年

田中秀治監修『救急救命士国家試験直前ドリル』文光堂、2013年

「AEDの使用方法を含む、救急蘇生法の指針2010（市民用）のとりまとめについて」（平成23年10月31日付厚生労働省医政局指導課長通知）http://www.info.pmda.go.jp/mdevices/file/md2011-111031005-1.pdf

沖縄県衛生環境研究所http://www.eikanken-okinawa.jp/

ファイザー株式会社「アナフィラキシーってなあに.jp」http://allergy72.jp/food-allergy/symptom.html

【監修者略歴】

高瀬　義昌（たかせ　よしまさ）

医学博士。1984年、信州大学医学部卒業。東京医科大学大学院修了。麻酔科、小児科研修を経て、以来、包括的医療・日本風の家庭医学・家族療法を模索する中、民間病院小児科部長、民間病院院長などを経験。2004年東京都大田区に在宅を中心とした「たかせクリニック」を開業。

川崎　千鶴子（かわさき　ちずこ）

1980～1995年、公益法人心臓血管研究所付属病院勤務。ICU師長。教育師長。1995～2001年、医療法人慶成会新宿訪問看護ステーションにて訪問看護師。2001年社会福祉法人うらら特別養護老人ホームみずべの苑副施設長。2002年より同施設施設長。看護の立場から福祉施設および福祉サービスを支える看護職の在り方検討や研修等に参画し、医療と介護の連携の推進に取り組む活動を行っている。

●編集協力／有限会社エイド出版
●表紙デザイン／能登谷　勇
●表紙イラスト／どい　まき
●本文イラスト／佐藤加奈子

介護のしごとが楽しくなるこころシリーズ3
こんなときどうする　救急対応Q&A

2013年10月15日　初版第1刷発行

監　修　者　髙瀬義昌・川崎千鶴子
企画・制作　株式会社ヘルスケア総合政策研究所©
発　行　者　林　諄
発　行　所　株式会社日本医療企画
〒101-0033
東京都千代田区神田岩本町4-14 神田平成ビル
TEL.03-3256-2861（代）
http://www.jmp.co.jp/
印　刷　所　大日本印刷株式会社

ISBN978-4-86439-200-6 C3036　Printed in Japan, 2013
（定価は表紙に表示してあります）